ÉTABLISSEMENT

MÉDICO-PNEUMATIQUE

DE

BAINS D'AIR

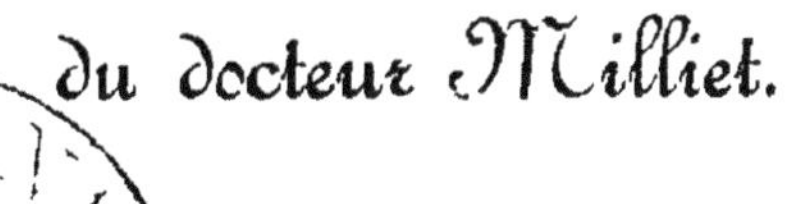

LYON.

IMPRIMERIE TYPOGRAPHIQUE ET LITHOGRAPHIQUE

DE LOUIS PERRIN,

Rue d'Amboise, 6, quartier des Celestins.

—

1852.

ÉTABLISSEMENT

MÉDICO-PNEUMATIQUE

DE

BAINS D'AIR.

❀

Cet Etablissement, que j'ai ouvert à Lyon l'année passée, s'est élevé sous la direction et par les conseils de l'inventeur lui-même, M. Tabarié ; je n'ai cru pouvoir mieux faire que de me pénétrer de ses principes, de ses procédés, de sa méthode.

Le phénomène physique qui domine la méthode est l'augmentation de la pression atmosphérique ; il repose sur cette propriété de l'air, la *compressibilité* : d'où il résulte qu'en le refoulant avec des pompes, on peut dans le même espace en retenir une quantité infiniment plus considérable qu'à l'état ordinaire. C'est ce qui arrive dans le bain d'air : sous un volume qui ne peut varier on augmente successivement la quantité d'air qu'il contient ; l'air retenu fait effort pour sortir, et lorsque cette force agit sur un double tube de verre en forme de V empli à moitié de mercure, elle détermine en raison de sa puissance l'ascension du mercure dans la branche opposée à celle de son action. Ce tube mercuriel est le guide et l'appréciateur de la pression, c'est-à-dire de la quantité d'air contenue dans un volume donné : c'est le manomètre.

L'air que l'on refoule dans les appareils est l'air atmosphérique ordinaire, il ne subit aucune transformation; sa température est celle de l'extérieur dans les saisons tempérées de l'année, mais dans les saisons extrêmes on le rafraîchit ou on le chauffe de manière à ce que le malade n'éprouve ni la sensation de la chaleur ni celle du froid.

Les appareils sont des sphéroïdes creux en fer laminé, de dimensions variables. J'ai fait construire trois appareils : deux sont destinés à contenir une ou deux personnes au plus ; ils ont 1 mètre 1/2 de diamètre, et 3 en hauteur; le troisième est un appareil collectif, qui peut contenir dix à douze personnes à la fois : il a trois mètres de diamètre, un vestibule ou sas à air lui est annexé; à l'aide de ce vestibule on peut entrer ou sortir sans déranger la marche d'une séance.

Dans les petits appareils le jour pénètre par une

ouverture de 90 centimètres de hauteur sur 50 centimètres de largeur. L'appareil collectif reçoit le jour par quatre fenêtres de 1 mètre 1/2 de hauteur sur une largeur de 55 centimètres.

Les portes des appareils simples ou petits appareils ont 1 mètre 60 centimètres en hauteur et 60 centimètres de largeur; elles sont en fer laminé de 12 millimètres d'épaisseur, et pourraient résister par conséquent à une pression deux ou trois fois plus élevée que la pression maximum.

Les portes de l'appareil collectif sont en fonte de 3 centimètres d'épaisseur ; leurs dimensions sont en hauteur de 1 mètre 80 centimètres, en largeur 80 centimètres.

L'intérieur de ces appareils est tendu d'étoffes de soie, pour éviter le contact désagréable du fer laminé des parois de l'appareil ; le segment inférieur du sphéroïde est parqueté. L'appareil a, dans son ensemble, l'air d'un petit salon, et rien ne rappelle qu'on a échappé aux conditions ordinaires de la vie.

L'air refoulé par les pompes arrive par un tube placé au-dessous du parquet, et au centre du dôme supérieur de l'appareil se trouve le tube d'échappement qui emporte constamment l'excès de l'air, en sorte que le renouvellement est constant et entraîne avec lui l'air vicié par la respiration.

Les pompes ont un diamètre suffisant pour fournir par heure, dans chaque petit appareil, 45,000 litres d'air.

Dans le grand appareil la même disposition des conduits existe, mais la pompe qui l'alimente fournit 800,000 litres d'air par heure, et offre par conséquent un renouvellement d'air énorme.

Les pompes foulantes sont mises en mouvement par des machines à vapeur, l'une de la force de trois chevaux et l'autre de dix.

Des manomètres à mercure servent à régler et diriger la pression. La pression minimum que j'emploie est de 38 centimètres d'une colonne de mercure, soit 1/2 atmosphère de pression; la pression maximum 50 centimètres, c'est-à-dire 2/3 d'atmosphère en plus de la pression atmosphérique.

La durée de chaque séance est de deux heures, ainsi réparties : la première demi-heure est consacrée à l'élévation de la pression ; l'heure qui suit est l'heure d'état, la pression reste ce qu'elle a été faite, c'est à proprement dire le bain d'air ; pendant la dernière demi-heure on revient graduellement avec lenteur à la pression atmosphérique ordinaire, à l'air libre. Cette lenteur dans les transitions est la loi fondamentale du bain d'air; sans transitions bien ménagées, il n'y a du bain d'air que l'échec et non le bénéfice. Il est certain que si l'on eût connu et appliqué cette loi des transitions dans les excursions sous-marines de la cloche à plongeur, on eût évité bien des échecs que l'on a rencontrés.

Pendant toute la séance, un employé dirige l'élévation, la période d'état et de déclin de la pression; il ne quitte pas un instant, en sorte qu'à tout moment le malade peut obtenir de lui tous les renseignements qu'il désire.

Les pompes à air et machines à vapeur sont dirigées et surveillées par un mécanicien pendant leur marche.

Le malade, pendant toute la durée du bain, peut causer, lire à son gré, et à part une légère pression sur l'oreille, sensation qui cède le plus souvent en avalant un peu de sa salive, il n'éprouve rien qui puisse lui faire penser qu'il est dans des conditions différentes qu'à l'air libre.

Ces appareils auxquels on a donné le nom de cloches, par les analogies qu'ils présentaient au début avec la cloche à plongeur, sont placés dans deux pièces élégantes, séparées l'une de l'autre par un petit salon d'attente orné avec élégance.

De l'intérieur des appareils, la vue s'étend sur les plaines du Dauphiné comprises entre le cours du Rhône et les Alpes.

Une bibliothèque et des journaux sont à la disposition des malades qui viennent prendre leur bain d'air.

C'est dans les affections qui ont pour siége les organes de la respiration et de la circulation que les bains d'air ont leur spécialité d'application, qui en font un mode particulier de traitement; je n'ai garde ici de tracer ni de clore leur cercle d'influence, le laissant à l'expérience qui seule peut l'agrandir.

Dans toutes les maladies chroniques de la respiration que j'ai traitées, je puis dire avec vérité que j'ai eu des succès au-dessus de mes prévisions: en effet, on comprend que pour les maladies du poumon l'action est directe, et l'air comprimé agit soit en favorisant l'hématose, soit en harmonisant la circulation et la respiration.

Un phénomène des plus remarquables, produit par l'augmentation de la pression, est le ralentissement imprimé à la circulation chez la plupart des sujets: le rythme circulatoire s'abaisse de 1,015 pulsations et jusqu'à 45 ou plus peut-être. Dans les quatre ou cinq cas de fièvre inflammatoire que j'ai soumis à la pression atmosphérique artificielle, chez tous la fièvre cessa après la première séance; et chez ma tante, femme âgée de 74 ans, le pouls, qui était à 120 pulsations, tomba à 60 et s'y maintint.

L'explication physiologique de ce ralentissement de la circulation me paraît fort simple. Soumis à une pression plus élevée que celle de l'atmosphère, le poumon trouve, sous un volume égal, une quantité d'air atmosphérique plus considérable. La respiration est rendue facile, les mouvements d'expiration et d'inspiration sont moins nombreux, pour arriver au même résultat, l'alimentation pulmonaire. D'un autre côté, on sait que dans l'état normal, si par le fait de sa volonté on accélère sa respiration, la circulation augmente de vitesse; si donc on se place dans des conditions telles que le nombre d'inspirations et d'expirations soit moins grand dans un temps donné, la circulation devra donc se ralentir. C'est précisément ce qui se passe physiologiquement pour le poumon sous l'influence de l'air comprimé.

Le ralentissement de la circulation n'est pas constant, il y a quelquefois au contraire accélération dans le rythme circulatoire : cet effet se produit lorsqu'il y a gêne dans la respiration; l'air comprimé ramène alors la respiration à l'état normal, et l'accélération de la circulation est la conséquence de ce retour à l'état normal. Cet état dure, quand il se produit, pendant toute la séance seulement.

Un des effets de l'usage de l'air comprimé est l'augmentation de la sécrétion et de l'absorption ; ces deux fonctions paraissent devoir leur surcroît de vitalité à la circulation veineuse, qui est toujours plus active, plus complète pendant que notre organisation est soumise à une pression plus élevée.

Dans la plupart des affections chroniques de la respiration l'emploi de l'air comprimé apparaît tout d'abord comme sédatif, il paraît pallier les accidents, et le malade éprouve du bien-être; mais généralement vers le douzième ou quinzième bain il se présente un malaise, un retour vers les accidents qui ont amené le malade à un traitement : cette irritation persiste deux ou trois jours au plus, et cède bientôt à l'emploi du même moyen.

Il est bien difficile d'assigner un terme à la durée d'un traitement de ce genre, la moyenne est d'environ 30 à 40 bains d'air.

Pour faire l'historique des phénomènes qui se présentent dans le traitement des affections chroniques des voies respiratoires sous l'influence de l'air comprimé, il faudrait les énumérer toutes successivement, car les phénomènes varient avec les différents cas.

Je n'ai, dans aucun cas, vu l'emploi de ce moyen thérapheutique indisposer au point d'y renoncer :

toutes les personnes que j'ai traitées l'ont supporté sans le moindre malaise.

Quant au principe même de cette influence curative exercée dans des conditions si variées ou si profondes, il se rattache aux puissantes modifications que le système des bains d'air introduit dans le fluide de l'atmosphère sous les divers rapports physique, dynamique ou chimique, et d'où découlent naturellement les effets physiologiques les plus prononcés.

Les bains d'air se lient encore, dans leur plus grande généralité, à toutes les prescriptions de l'hygiène ; ils favorisent de la manière la plus remarquable le développement pendant l'enfance et la jeunesse, ils raffermissent et entretiennent toutes les santés.

Il n'entre pas dans notre pensée de tracer le cercle des maladies diverses qui peuvent être traitées par le bain d'air, nous pouvons affirmer qu'il s'applique toujours avec succès dans toutes les maladies chroniques des voies respiratoires : depuis le catarrhe le plus simple jusqu'à l'emphysème pulmonaire le plus compliqué, son influence curative ne peut être méconnue ; nous pourrions même y comprendre la phthisie pulmonaire au premier degré : chez des malades que j'ai eu l'occasion de traiter et qui ont été observés par le professeur Bouisson de Montpellier et par le docteur Devay, le succès n'a pas été au-dessous de nos espérances.

Considéré au point de vue philosophique, le bain d'air comprimé peut être regardé comme la conquête de notre atmosphère; par lui l'homme peut augmenter ou diminuer la pression atmosphérique qui détermine l'équilibre des liquides de notre organisation. On sait en effet qu'en diminuant la pression ambiante il y a rupture d'équilibre et extravasation sanguine; les phénomènes qui se passent dans les ascensions aérostatiques sont opposés à ceux qui se présentent sous l'influence de l'air comprimé, par laquelle il y a au contraire équilibration parfaite des fonctions.

Outre la condition physique de pression, on pourrait, à l'aide des mêmes appareils, apporter des modifications chimiques à l'atmosphère et diminuer ou augmenter les proportions des gaz constitutifs de la couche gazeuse à laquelle nous faisons incessamment appel de nutrition pulmonaire pendant toute notre existence.

Nous pourrions, en un mot, nous faire une atmosphère à nous presque semblable à celle dont le Créateur nous a enveloppés.

Envisagée sous ce double point de vue, cette découverte se présente comme une de ces importantes innovations qui font date et qui deviennent un bienfait pour l'humanité.

Je m'honore de vouer à cette œuvre, pleine de promesses et d'avenir, tous mes soins, tous mes efforts.

Développer les effets si heureux, si divers du système des bains d'air, en perfectionner l'emploi, en assurer, en multiplier les bienfaits, c'est là notre espoir, c'est le but et l'ambition de toute notre carrière médicale.

Pour compléter ces courtes explications sur l'emploi thérapeutique de l'air comprimé, je vais citer ici quelques lignes que M. Tabarié publia en 1840.

M. Tabarié, de Montpellier, a formé dans cette ville un Etablissement de procédés médico-pneumatiques, dont il est l'auteur, et qui ouvrent un champ d'applications étendues à l'hygiène publique et à la thérapeutique générale.

Elaborés de longue date [1], brevetés depuis 1835 [2], présentés en 1838 à l'Académie des

[1] *Le Temps*, feuilleton scientifique du 5 décembre 1832.

[2] *Bulletin des lois*, IXe série, n° 433.

Sciences de l'Institut [1], et à cette même époque livrés à la publicité dans Paris [2]; institués, depuis lors, à Montpellier, en traitement médical ou en pratique d'hygiène, ces procédés ont reçu la consécration de l'expérience et du temps.

Leur développement touche aux intérêts les plus chers et les plus généraux, ceux de la santé publique et de la société entière, avec d'autant plus d'avantage que, par leur nature physique et exclusive de tout élément médical, ces nouveaux moyens, dérivés uniquement de modifications de la constitution de l'air, ne peuvent offrir à l'économie vivante que des réactions salutaires, douces ou énergiques, selon la variété des cas, mais toujours douées d'innocuité.

Par son intervention continue dans tous les actes physiologiques de la vie, l'atmosphère peut être considérée comme la source la plus féconde d'influences utiles à exercer sur l'organisme. Elle en est, en effet, le principe et le souffle, l'origine

[1] *Comptes-rendus des séances hebdomadaires de l'Académie des Sciences*, tom. VI, pag. 896. — *Idem*, tom. VIII, pag. 413. — *Idem*, tom. XI, page 26.

[2] *Journal des Débats*, feuilleton scientifique du 5 juillet 1838. — *Idem* du 20 mars 1839. — *Siècle* du 28 juin 1838 et du 25 mars 1839. — *Gazette médicale de Paris*, 1838, tom. VI, pag. 492. — *Idem*, 1839, tom. VII, pag. 204.

et le soutien, notre premier comme notre dernier besoin.

Modifier, soit physiquement, soit chimiquement, l'atmosphère, c'est donc étendre le pouvoir du plus grand modificateur de la nature animée, c'est créer des sources plus vives où se retrempe la constitution humaine ; et tel est le sens philosophique, ainsi que le but général des appareils mis en œuvre par M. Tabarié.

L'ensemble de ces appareils nombreux, tirés d'un même principe et qui sont comme les rameaux distincts d'une même tige, compose un art nouveau destiné sans doute à devenir usuel, et forme un système de Bains d'air dont l'action médicatrice est d'autant plus précieuse qu'elle s'exerce sans agent médicateur apparent, puisque tout y dérive de modifications atmosphériques qui, en agissant puissamment, demeurent d'ailleurs insensibles.

Sans énumérer, d'une manière même sommaire et qui serait encore étendue, toutes les parties qu'embrasse ce système, il suffira, pour en donner une idée, de présenter ici quelques traits par lesquels se caractérise l'une de ces applications pneumatiques à laquelle l'auteur a déjà donné beaucoup d'extension, savoir le Bain d'air comprimé.

Le Bain d'air comprimé est l'image, très amplifiée par l'art, de cette condition physique qui nous est offerte par la nature dans les *maxima* de pression atmosphérique.

L'atmosphère terrestre pèse sur nous d'un poids qui est mesuré par la hauteur du baromètre.

En vertu de l'élasticité de l'air, ce poids équivaut à une pression qui, s'exerçant également sur toutes les surfaces de notre corps, nous demeure toujours inaperçue parce qu'elle demeure toujours équilibrée.

Dans les régions supérieures de l'atmosphère, suivant qu'on s'élève, cette pression décroît, dans un certain rapport; elle augmenterait, dans un rapport inverse, si l'on pouvait descendre à de grandes profondeurs dans le sein de la terre.

On le savait, il n'est pas donné à l'organisation humaine de franchir impunément une certaine limite de hauteur, parce que là se rencontre un degré de raréfaction dans lequel la vie ne peut plus se soutenir.

Jusqu'à présent l'on avait pu croire aussi que, dans le sens contraire, un surcroît de densité du fluide atmosphérique serait physiologiquement, pour l'homme, une condition anormale et propre seulement à jeter le trouble dans l'exercice de ses fonctions. La vie devait bientôt s'épuiser par l'exaltation de son principe et succomber aux accidents inflammatoires qui en seraient l'inévitable conséquence.

Cette opinion est encore généralement en crédit.

Guidé par une théorie nouvelle, qui remonte aux questions philosophiques de la zoogénésie elle-même, et à l'aide d'appareils inventés expressément en vue de cette théorie, pour la transformer d'abord en applications utiles, M. Tabarié est arrivé à découvrir que l'air comprimé, selon des méthodes régulières qui l'affranchissent de toutes brusques oscillations, est doué d'une grande puissance médicatrice, par la vertu sédative et tonique qu'il possède, et qui fait contraste avec la supposition d'après laquelle on l'avait considéré comme un agent d'excitation; en sorte qu'au lieu d'être un écueil à certains maux, il en offre précisément le remède, et que, généralement sous son influence, la diathèse inflammatoire et fébrile se dissipe au lieu de se développer.

Ces résultats, dont il est facile de comprendre l'intérêt et de juger la portée, ne sauraient être l'objet du doute; ils sont désormais établis sur des faits multipliés qui s'accumulent, en se renouvelant chaque jour dans un établissement public où l'air comprimé se montre avec les caractères d'une médication bienfaisante, incontestablement la plus simple qui existe, et en même temps l'une des plus actives et des plus étendues.

On ne peut tracer encore le cercle entier de ses applications spéciales ; mais celles que l'expérience a déjà pleinement justifiées, se rapportent surtout aux maladies qui dépendent du désordre des fonctions de la respiration et de la circulation, ces deux grandes sources d'affections morbides si nombreuses et si profondes.

Il ne faudrait pas néanmoins supposer que sa sphère d'activité fût sans limites !

Mais il y a sujet de croire que, si son influence n'embrasse pas assurément toutes les classes de maladies pour les guérir, elle peut toujours, dans un but de diagnostic, les aborder sans inconvénient, par l'innocuité qui l'accompagne dans les affections même où son action curative ne s'exerce pas.

Bien différent de tous les agents médicinaux connus, dans l'emploi desquels se glisse toujours l'incertitude de l'à-propos, et qui, une fois ingérés dans l'économie, sont comme le trait lancé qui portera juste ou faux nécessairement, mais qu'on ne peut faire revenir en arrière, l'air comprimé reste pour ainsi dire asservi à la main qui l'applique ; son usage peut se mesurer aux besoins actuels qui se manifestent, se prolonger, se suspendre à volonté, suivant les indications immédiates qu'il fait naître, et, dans sa propre action, se servir de guide à lui-même, demeurant encore principe hygiénique quand il n'est pas agent médical.

De tels avantages inspirent le désir d'en connaître des preuves ; mais ce n'est pas ici la place d'un tableau clinique de faits. Pour le cadre de cette note, il suffira de l'exemple suivant :

M. Francœur, membre de la Faculté des Sciences de Paris, fut atteint, en 1839, d'une laryngite grave avec aphonie, contre laquelle il eut recours à l'appareil de M. Tabarié, sur l'avis qui lui en fut donné par M. Arago son ami. Voici une lettre, à ce sujet, de M. Francœur lui-même :

« Paris, ce 23 juillet 1839.

« MONSIEUR,

« Je m'empresse de répondre à la lettre que « vous m'adressez, dans laquelle vous m'exprimez le désir de rendre témoignage à la méthode « que vous employez pour guérir diverses affec- « tions maladives, et je me bornerai à parler de

« ce que j'en ai éprouvé. Je désire vivement que « ce procédé ne reste pas stérile pour le bien de » l'humanité.

« Après avoir été cinq semaines atteint, cet « hiver, d'un catarrhe très grave, je me suis vu « saisi par une telle affection du larynx que, pen- « dant plus d'un mois, j'ai été totalement privé « de la voix, et que même j'étais fatigué en ne « parlant que des lèvres.

« Lorsque je me suis décidé à faire l'essai de « votre procédé, tout était contre ma guérison : « mon âge de 66 ans, la faiblesse causée par trois « mois de souffrance et de résidence dans mon « fauteuil ou dans mon lit, une saison froide et « humide qui m'incommode toujours, même en « santé ; enfin, c'était la quatrième fois que j'é- « prouvais cette maladie. Aussi je ne me flattais « pas de l'espérance que vous tentiez de me don- « ner, et je ne suis allé sous votre appareil qu'a- « vec une sorte de répugnance.

« Eh bien ! dès la seconde séance, j'ai retrouvé « la voix pour quelques heures ; après la troi- « sième, j'ai pu parler librement, chanter même « une gamme ; et lorsque, après douze séances, « des circonstances fortuites vous ont empêché « de continuer vos tentatives, je regrettais cette « nécessité, parce que je n'étais pas entièrement

« guéri ; je pouvais parler comme de coutume, « chanter une gamme et quarte, ce qui est l'éten- « due ordinaire de ma voix ; mais la fatigue que « je ressentais, surtout le soir, me faisait penser « qu'il manquait quelque chose à ma cure. Cepen- « dant (et c'est un fait vraiment étonnant) elle a « continué de s'opérer sans secours étranger ; et « quinze jours après, j'ai été si bien et si complè- « tement guéri, que je n'ai plus rien ressenti de- « puis. J'ai parlé haut, quelquefois très haut et « longtemps, sans m'en repentir ; et, malgré la « continuation d'un hiver prolongé, je me suis « trouvé parfaitement dans le même état qu'avant « ma maladie.

« Voilà, Monsieur, la vérité, l'exacte vérité, « sans aucune exagération. Ma cure est, je puis « dire, prodigieuse ; et comme mon âge et mes « infirmités me font craindre une cinquième ré- « cidive d'un mal que j'attribue aux fatigues du « professorat, mon intérêt personnel me ferait « extrêmement redouter que votre procédé ne « puisse plus être mis en pratique à Paris, quand « bien même je ne serais pas mû par un senti- « ment plus élevé d'amour et d'humanité.

« Recevez, Monsieur, l'assurance de toute ma « reconnaissance pour vos soins généreux.

« FRANCOEUR,

« Prof. à la Fac. des Sciences. »

P. S. « Les faits que je viens de rapporter sont « si extraordinaires, que, bien que ma véracité « soit connue, je crois devoir citer plusieurs « personnes qui, ayant été témoins de ma ma- « ladie et de ma guérison, en pourront rendre « témoignage : MM. Arago, les docteurs Mérat « et Lefèvre, Teste-le-Beau parent du Ministre, « ma famille, mes amis, et un grand nombre de « personnes qui m'ont visité pendant et après ma « maladie.

« Fr. »

M. Tabarié a recueilli des faits nombreux de guérisons qui doivent donner lieu à une publication prochaine.

Le moment n'est donc plus de considérer ces découvertes au point de vue du doute, ni de procéder, dans leur développement, par voie d'essais et d'expériences, alors que ces expériences publiques durent déjà depuis de longues années.

Mais aujourd'hui que les convictions peuvent être assises sur la base la plus large, l'intérêt de l'humanité fera sans doute un devoir d'élargir proportionnellement la base des applications.

❋

www.ingramcontent.com/pod-product-compliance
Ingram Content Group UK Ltd.
Pitfield, Milton Keynes, MK11 3LW, UK
UKHW020456220726
13923UKWH00006B/2578